CW00517899

SMOOTH[

REZEPTBUCH

Mit Superfood Smoothies Zum Abnehmen Und Für Eine Gesunde Ernährung

(Die Smoothie Monatskur - Zum Körper Entgiften)

David Zimmer

Herausgegeben von Sharon Lohan

© **David Zimmer**

All Rights Reserved

Smoothies Rezeptbuch: Mit Superfood Smoothies Zum Abnehmen Und Für Eine Gesunde Ernährung (Die Smoothie Monatskur - Zum Körper Entgiften)

ISBN 978-1-990334-92-4

☐ Copyright 2021 - Alle Rechte vorbehalten.

Dieses Dokument zielt darauf ab, genaue und zuverlässige Informationen zu dem behandelten Thema und Themen bereitzustellen. Die Publikation wird mit dem Gedanken verkauft, dass der Verlag keine buchhalterischen, behördlich zugelassenen oder anderweitig qualifizierten Dienstleistungen erbringen muss. Wenn rechtliche oder berufliche Beratung erforderlich ist, sollte eine in diesem Beruf praktizierte Person bestellt werden.

- Aus einer Grundsatzerklärung, die von einem Ausschuss der American Bar Association und einem Ausschuss der Verlage und Verbände gleichermaßen angenommen und gebilligt wurde.

Es ist in keiner Weise legal, Teile dieses Dokuments in elektronischer Form oder in gedruckter Form zu reproduzieren, zu vervielfältigen oder zu übertragen. Das Aufzeichnen dieser Veröffentlichung ist strengstens untersagt und jegliche Speicherung dieses Dokuments ist nur mit schriftlicher Genehmigung des Herausgebers gestattet. Alle Rechte vorbehalten.

Die hierin bereitgestellten Informationen sind wahrheitsgemäß und konsistent, da jede Haftung in Bezug auf Unachtsamkeit oder auf andere Weise durch die Verwendung oder den Missbrauch von Richtlinien, Prozessen oder Anweisungen, die darin enthalten sind, in der alleinigen und vollständigen Verantwortung des Lesers des Empfängers liegt. In keinem Fall wird dem Verlag eine rechtliche Verantwortung oder Schuld für etwaige Reparaturen, Schäden oder Verluste auf Grund der hierin enthaltenen Informationen direkt oder indirekt angelastet.

Der Autor besitzt alle Urheberrechte, die nicht beim Verlag liegen.

Die hierin enthaltenen Informationen werden ausschließlich zu Informationszwecken angeboten und sind daher universell. Die Darstellung der Informationen erfolgt ohne Vertrag oder Gewährleistung jeglicher Art.

Die verwendeten Markenzeichen sind ohne Zustimmung und die Veröffentlichung der Marke ist ohne Erlaubnis oder Unterstützung durch den Markeninhaber. Alle Warenzeichen und Marken in diesem Buch dienen nur zu Erläuterungszwecken und gehören den Eigentümern selbst und sind nicht mit diesem Dokument verbunden.

INHALTSVERZEICHNIS

Kapitel 1: Gesundheit im Glas – Grüne Smoothies

Smoothies sind eine der besten Nährstoffquellen überhaupt, das steht außer Frage. Fruchtige Varianten sind eine Leckerei und gleichzeitig auch gesund, es geht aber noch besser. Der Clou liegt in der Farbe: Gesundheit wird mit der Farbe Grün in Verbindung gebracht und so ist es auch bei den Smoothies.

Grüne Smoothies gelten als die gesündeste Variante und viele schreckt die Farbe allerdings auch ab. Wie soll ein grüner Brei denn schmecken? Aber der Schein trügt. Denn die meisten grünen Smoothies bestehen natürlich nicht nur aus Gemüse, sondern haben auch einen ordentlichen Anteil süßes Obst in sich, damit das Ganze eben auch schmeckt.

Aber warum denn nun unbedingt grün? Das lässt sich ganz einfach erläutern: Das Blattgrün beinhaltet jede Menge Chlorophyll, ein Stoff, den die meisten das letzte Mal im Biounterricht gehört haben. Er ist nicht nur für die Pflanzen wichtig, damit sie ihre Photosynthese durchführen können, er ist gleichzeitig auch unglaublich gesund für den menschlichen Körper. Das Blattgrün enthält nicht nur Vitamine, sondern auch jede Menge andere Nährstoffe. Um an diese zu gelangen, muss das Blattgrün allerdings aufgebrochen werden und dazu ist ein ordentlicher

Hochleistungsmixer das beste Werkzeug, neben den Zähnen versteht sich.

Essentielle Aminosäuren, Vitamine, Spurenelemente, Antioxidantien und Mineralien kann unser Körper aus Feldsalat, Brennnesseln oder Rucola schöpfen. Dadurch gelangt der Körper in ein basisches Gleichgewicht und das Immunsystem ist stark gegen Keime und Bakterien. Mundgeruch oder anderer Körpergeruch kann durch den regelmäßigen Verzehr von grünen Smoothies neutralisiert werden und auch eventuelle Darmverunreinigungen werden beseitigt. Entzündungen können schneller abklingen und diverse Krankheiten gar nicht erst entstehen.

Damit diese Vorzüge auch eintreten können, ist es wichtig, die grünen Wunder in den alltäglichen Speiseplan zu integrieren. Auch dieser Trend schwappte aus den USA zu uns herüber. Der einzige Unterschied zu fruchtigen Smoothies ist der Hauptdarsteller, nämlich das gesunde grüne Blattgemüse. Und auch bei dieser Variante gilt, dass es sich mehr um eine Mahlzeit als um ein Getränk handelt. Das hat unter anderem noch den Vorteil, dass Nährstoffe bereits über die Mundschleimhaut aufgenommen werden können, wenn der Smoothie gekaut wird.

Für die ersten Berührungen mit dem grünen Booster ist es zu empfehlen, den Anteil an grünen Zutaten gering zu halten. So kann man sich Schritt für Schritt an den Geschmack gewöhnen und mit der Zeit mutiger werden. Wasser ist neben dem Obst und Gemüse eine

Notwendigkeit, denn nur so wird das Blattgrün im Mixer auch zerkleinert. Eben dieser ist auch sehr wichtig, um einen guten grünen Smoothie zu erhalten. Denn rein theoretisch ließe er sich auch mit einem Pürierstab zerkleinern. Allerdings entsteht dabei nicht wenig Wärme und zum einen wird die Konsistenz sehr unangenehm zäh und für manche Nährstoffe ist Wärme schon der Tod.

Die wichtigste Faustregel beim Mixen von grünen Smoothies ist, zuerst das Blattgemüse mit Wasser ordentlich zu vermixen. Das wird dadurch viel besser zerkleinert und trägt zu einer angenehmen Konsistenz bei. Je nach Mixer sollte allerdings auch darauf geachtet werden, dass dieser nicht überhitzt und es am Ende sogar zu einem Kurzschluss kommt.

Ein Hochleistungsmixer hält da wesentlich mehr aus, als der Smoothiemaker aus dem Discounter. Wenn es dennoch letzterer ist, kann es hilfreich sein, den Smoothie in kleinen Mengen Stück für Stück zu mixen, dann ist das auch für leistungsschwache Mixer machbar. Dennoch ist ein Mixer mit ordentlich Power auch für den Nährstoffgehalt entscheidend. Das liegt daran, dass einige Nährstoffe im Blattgemüse nicht zwangsweise vom menschlichen Körper aufgenommen werden. Damit das trotzdem klappt, müssen die Blattfasern gut aufgebrochen werden, ansonsten scheiden wir die Fasern ungenutzt wieder aus.

Das Zerkleinern passiert zwar auch beim Kauen, allerdings nicht so wirkungsvoll wie mit einem Mixer. Wie ein paar Zeilen vorher bereits erwähnt, ist es sinnvoll, erst das Blattgrün mit Wasser zu vermixen und anschließend die restlichen Zutaten hinzuzugeben. Es ist aber auch möglich, alle Zutaten mit einmal zu vermengen. Das hat das Ziel, so wenig Luft wie möglich an die frisch zerkleinerten Zutaten kommen zu lassen und somit eine Oxidation bestmöglich zu verhindern. Denn auch dann würden wichtige Nährstoffe verloren gehen. Bei dieser Variante kommt das Blattgemüse zuerst rein und dann das restliche Obst und Gemüse.

Fruchtige Smoothies werden in erster Linie wegen dem leckeren Geschmack getrunken und gerade im Sommer wirken sie wunderbar erfrischend. Der gesundheitliche Faktor spielt zwar auch eine Rolle, allerdings eine wesentlich geringere, als bei grünen Smoothies. Hier geht es vor allem um den hohen Nährstoffgehalt und die Tatsache, dass es den Menschen dadurch leichter fällt, die empfohlene Menge an Blattgrün auch wirklich zu sich zu nehmen. Vor allem bei Kindern ist das ein hilfreicher Trick. Etwas Babyspinat mit ganz vielen süßen Früchten vermixen und schon landet die Portion Spinat im Magen. Beispielsweise Heidelbeeren sorgen bei dieser Kombination auch für eine ansprechende Farbe.

Kapitel 2: Das Gute püriert – Vorteile der Smoothies

Nachdem wir jetzt schon ausführlich auf die einzelnen Smoothiesorten eingegangen sind, ist es an der Zeit, die Vorteile der Gesundheitsbomben zusammenzufassen. Dabei ist am Anfang ganz klar festzuhalten, dass die Smoothies eine Portion Obst oder Gemüse ersetzen können. Ersetzen bedeutet in diesem Zusammenhang allerdings eher, eine Alternative anzubieten, denn gegessen wird die Portion trotzdem. Eben nur in einer anderen Konsistenz. Und eben diese wiederum macht es möglich, die täglich empfohlenen Portionen auch wirklich aufnehmen zu können.

Hinzukommt, dass die Smoothies wunderbar mit ins Büro oder in die Schule genommen werden können und deutlich weniger Platz wegnehmen, als Obst und Gemüse in ihrer natürlichen Form. Dadurch, dass bei Smoothies, im Gegensatz zu Säften, nichts herausgefiltert wird, kann sich der Körper beim Verzehr eines Smoothies auf wesentlich mehr Nährstoffe freuen. Außerdem können manche sekundären Pflanzenstoffe, wie beispielsweise Karotinoide, besser vom Körper aufgenommen werden, wenn sie püriert werden. Dadurch sind sie sozusagen besser bioverfügbar.

Ein weiterer Vorteil der Smoothies ist die schnelle und unkomplizierte Zubereitung. Kochkünste sind hier nicht notwendig, ein Mixer dagegen schon. Außerdem werden stets echte Lebensmittel verwendet. Dass bedeutet, sie sind unverarbeitet und nicht mit Salz, Fett oder Zucker künstlich angereichert. Treibt sich im Kühlschrank schon seit längerer Zeit eine Schachtel Feldsalat herum, die mittlerweile alles andere als schmackhaft aussieht, aber auch noch nicht so schlimm, dass sie im Mülleimer landen müsste, ist der Smoothie die beste Resteverwertung. Auch braune Bananen sind die besten Zuckerlieferanten für einen leckeren Smoothie und wer will braune Bananen schon so noch essen. Wenn der Fettanteil, beispielsweise durch eine Avocado, etwas höher ist, hält der Smoothie auch länger satt. Das ist vor allem bei Menschen, die ihre Diät mit Smoothies unterstützen wollen, ein hilfreicher Vorteil.

Die perfekte Menge

Smoothies sind zwar gesund, aber auch hier ist die Devise: Viel hilft nicht unbedingt viel. Zu Beginn, wenn der Smoothie den Weg in den Ernährungsplan gefunden hat, ist der Mixer schnell randvoll und der Magen nach kurzer Zeit ebenso. Große Motivation hin oder her, nach nicht allzu langer Zeit werden sich die ersten Verdauungsschwierigkeiten bemerkbar machen. Denn die Zutaten werden im Mixer zwar gut zerkleinert, müssen aber im Darm noch weiter in ihre einzelnen Bauteile zerlegt werden.

Und das erfordert jede Menge Arbeit von den einzelnen Abschnitten des Darmtraktes. Wird dann immer mehr Smoothiemenge nachgegossen, kommen die Organe irgendwann nicht mehr hinterher. Die

Bakterien im Darm, die sich um die ordentliche Zerkleinerung der Nahrungsbestandteile kümmern, brauchen einige Zeit, um sich an diese neue gesunden Anteile in der alltäglichen Ernährung anzupassen. Je nachdem, welche Menüs den Darmtrakt vorher passiert haben, kann es sein, dass zu wenige Bakterien vorhanden sind und sich erst neue Kolonien bilden müssen. Der Darm braucht also Zeit, um sich anzupassen und das kann schon mal ein paar Wochen oder auch Monate dauern.

Daraus lässt sich also ableiten, dass ein Liter Smoothie für den Anfang definitiv zu viel sind. Ein Glas mit 250 Millilitern reicht am Anfang völlig aus und der Körper ist trotzdem versorgt mit wichtigen Nährstoffen. Immerhin waren es vorher deutlich weniger. In diesem Zusammenhang lässt sich auch wunderbar die Devise Qualität vor Quantität anbringen. Denn Obst und Gemüse sind nicht automatisch immer gesund. Besonders bei diesen Bestandteilen der Ernährung sollte auf die Herkunft und die Qualität geachtet werden. Sind die Bestandteile mit chemischen Pflanzenschutzmitteln verseucht, können sie dem Körper eher schaden als helfen. Das gleiche gilt für Obst, was eine kleine Weltreise hinter sich hat. Auf den langen Transportwegen gehen häufig schon jede Menge Nährstoffe verloren und es lohnt sich, auf die regionalen Varianten zurückzugreifen. Außerdem sollte auch darauf geachtet werden, verschiedene Komponenten, vor allem beim Blattgrün, zu verwenden. Denn dadurch kann das Spektrum an

Nährstoffen im Körper erweitert werden und hat einen deutlich besseren Einfluss auf die Gesundheit.

Kapitel 3: Die besten Übungen für jedes Fitnessniveau

Die besten Workouts sind die, für die du keine teure Mitgliedschaft im Fitnessstudio benötigst und die du überall und in kurzer Zeit durchführen kannst. Wenn du denkst, dass das unmöglich klingt, dann täuscht du dich. Mit etwas Hingabe und Entschlossenheit kannst du tatsächlich die besten Workouts durchführen die dir endlich die Resultate bringen, für die du so hart gearbeitet hast.

Hier sind einige der besten Workouts, die du Zuhause oder auch draußen durchführen kannst. Sie kosten nicht viel und du kannst sie in deiner individuellen Geschwindigkeit durchführen:

Yoga

Yoga ist eine der besten Übungsformen. Es fördert die Entspannung und Meditation. Yoga hat jedem etwas zu bieten, egal ob du ein Anfänger bist, der nichts zu anstrengendes möchte oder eine sehr sportliche Person, die sich selbst herausfordern möchte. Es gibt Atemübungen und Posen, die eine Gewichtsabnahme und andere gesundheitliche Vorteile für den Körper und den Geist fördern. Yoga ist ziemlich günstig, da du nur eine Yogamatte und Übungsroutinen, die du befolgen kannst, benötigst. Du kannst einige

Übungsroutinen für diverse Fitnessziele online finden. Mache Yoga zusammen mit Freunden und der Familie, damit du mehr Spaß dabei hast.

Pilates

Pilates ist die „große Schwester" von Yoga. Bei dieser Art von Training gibt es eine Menge Dehnübungen und du wirst oft ans körperliche Limit gebracht. Das Ziel ist, dich flexibler, schlanker und anpassungsfähiger zu machen. Es gibt verschiedene Orte außerhalb des Fitnessstudios, an denen Pilates-Kurse angeboten werden. Du musst einfach nur einen Kurs finden, der am besten in deinen Zeitplan und zu deinem Lebensstil passt.

Krafttraining

Krafttraining ist großartig zum Abnehmen. Wenn du auf diese Art trainierst, dann erhöhst du deine Muskelmasse und verbrennst gleichzeitig Fett. Je mehr Muskeln du im Gegensatz zu Fett hast, desto schneller ist dein Metabolismus. Magere Muskeln verbrennen Fett effizienter.

Cardio

Zieh deine Laufschuhe an und fange mit einer großartigen Cardio-Routine an. Für manche Menschen ist Cardio der erste Schritt in Richtung Gewichtsverlust. Es ist einfach durchzuführen und es geht fast überall. Du kannst walken, joggen oder schwimmen. Du kannst auch bei einem Kickbox-Kurs oder anderen Fitnesskursen mitmachen. Ballett, Jazz, Stangentanz, Bauchtanz und Zumba sind verschiedene Tanzformen, bei denen du dein Cardio-Training auf unterhaltsame Weise durchführen kannst.

Mache jede Art von Sport

Trete einer Softballmannschaft bei und habe Spaß bei deinem Workout. Spiele jede Woche mit deinem besten Freund ein paar Runden Tennis und finde heraus wer wen besiegen kann. Mache die Workouts unterhaltsamer, indem du an verschiedenen Sportarten teilnimmst, die dich zum Schwitzen bringen.

Einige der besten Sportaktivitäten, die du ausprobieren kannst, sind Fußball, Basketball, Volleyball und Baseball. Einer Sportmannschaft beizutreten baut auch dein Netzwerk aus und du lernst neue Freunde kennen. Du hast ein gutes Workout und erlebst gleichzeitig etwas Neues. Damit schlägst du zwei Fliegen mit einer Klappe.

Bergsteigen

Bergsteigen und Wandern sind nichts für schwache Nerven und aufgrund des unberechenbaren Geländes, auf das du treffen wirst, zwei der besten Trainingsmethoden. Bei regulären Workouts wirst du eine Trainingsroutine befolgen müssen. Mit der Zeit gewöhnt sich dein Körper daran und du verbrennst nicht mehr so viele Kalorien wie zuvor. Beim Bergsteigen aber hast du die Möglichkeit, bei jedem Berg den du besteigst, deinen Körper anders zu beanspruchen. Wenn du aufgrund des schlechten Wetters nicht wandern gehen kannst, dann kannst du immer noch an einer Kletterwand trainieren.

Surfen

Surfen im Wasser ist ein großartiges Training, das du durchführen kannst, wenn du in der Nähe eines Meeres lebst und wird auf verschiedenen Seiten im Internet auch vorgeführt. Surfen trainiert deine Beine, Arme und deinen ganzen Körper, während du durch die Wellen gleitest. Als zusätzlichen Bonus erhältst du eine gesunde Bräune.

Bananen Smoothie

Zutaten für 1 Portion:

200ml Sojadrink Vanille
1 Banane
4 Blättchen frische Minze
1 TL Weizenkleieflocken
Süßstoff oder Agavendicksaft
Pro Portion etwa:
200 kcal
6g Fett
26g Kohlenhydrate
10g Eiweiß

Zubereitungszeit:
5 Minuten

Und so geht's:

Gut gekühlten Sojadrink Vanille, Banane, frische
Pfefferminze und Weizenkleieflocken gut durchmixen,
mit etwas Süßstoff oder Agavendicksaft abschmecken.

„Cool Cucumber Smoothie"

Zutaten:
- · 1 Avocado
- · 1 Gurke
- · ½ Salat (Kopfsalat)
- · 300 ml Wasser

Zubereitung:
Die Avocado schälen und den Kern entfernen. Die Gurken und den Salat waschen. Dann alles kleinschneiden und anschließend alle Zutaten mit dem Wasser in den Mixer geben und durchmixen.

Grüner Kobold Smoothie

Zutaten
2 Datteln, gehackt
Eine Birne, gehackt
1/4 Becher luftiger Koriander
Eine kleine Gurke, geschält und gehackt
2 Becher enggepackter Spinat
Der Saft einer Zitrone
1/2 Becher Kokosnuss Wasser
Ein Teelöffel Safran
Vorgeschlagene Topings:
Goji-Beeren
Chia Samen
Hanf Samen
Flachs Samen oder Puder
Kakaobohnenstücke
Bienen Pollen

Zubereitung
Alle Zutaten im Mixer bis zu einer cremigen Konsistenz mixen. Nun in einer Schüssel das gewünschte Toping hinzufügen.

Spinat-Apfel-Smoothie

Zutaten

250 ml stilles Wasser
1 grüner Apfel, entkernt
30 g Spinat
2 Kiwis, geschält
Saft von einer halben Zitrone

Zubereitung

Alle Zutaten in den Smoothie-Mixer geben und gut mixen.

Kaki-Grünkohl Smoothie

Zutaten

100 g Blätter vom Grünkohl
400 g Sharon Frucht
½ Banane, geschält
1 EL Kokosöl
1 TL rosa Pfeffer
300 ml stilles Wasser

Zubereitung

Alle Zutaten in den Smoothie-Mixer geben und gut mixen

Wassermelonen-Smoothie

1 halbe Wassermelone (je nach Größe der ganzen Frucht)
Zwei Hände voll Himbeeren
10 Blätter Minze

Zubereitung:
Alles für eine Minute gut mixen.

Bei diesem Rezept braucht es auch kein zusätzliches Wasser, da die Wassermelone genug Flüssigkeit beinhaltet. Alles in den Mixer gepackt und im Nu ist ein wunderbar erfrischender Smoothie entstanden. Für den extra Frischekick können noch Eiswürfel hinzugegeben werden.
Im nächsten Rezept wird es süß und nahrhaft, denn auch gesunde Fette sollten im Sommer auf dem täglichen Speiseplan stehen. Diese werden hier in Form von Mandeln zugefügt. Bei diesem Rezept könnte man fast denken, man trinkt eine Marmelade, so lecker ist die Kombination der Zutaten.

Erdbeer-Bananen-Smoothie mit Haferflocken

Zubereitungszeit: ca. 5 Minuten - 4 Portionen

Zutaten:

- 400 g Erdbeeren
- 4 Bananen
- 8 EL Haferflocken
- 800 g Naturjoghurt
- 200 ml Milch
- 4 TL Honig

Zubereitung:

1. Schälen Sie die Bananen und klein schneiden. Die Erdbeeren Waschen und in zwei teilen.
2. Die Erdbeeren, Bananen, Haferflocken, Honig, Naturjoghurt und Milch in einen Mixer geben und auf höchster Stufe gut durch mixen.
3. Dazu passen auch Eiswürfel. Servieren und genießen.

Frühstücks-Smoothie

Zutaten
1. 2 Bananen
2. 80 g Blaubeeren
3. 1 EL Weizenkeime oder Chia Samen
4. 150g Joghurt 0,1% Fett
5. 1 Stück Ingwer nach belieben

- Zutaten in den Mixer geben oder in den Thermomix und Dann gut durchpürieren (Thermomix auf Stufe 10)
- Weizenkeime oder Chia Samen sind eine gute Quelle für Ballaststoffe
- Günstig
- Schnell gemacht
- Lecker

- Fazit:// Was soll ich sagen ich mag Blaubeerkuchen... Ich meine Blaubeeren. Um gut in den Tag zu starten ist dieser Smoothie optimal da er dich bis zum Mittagessen sättigt, so war es zumindest bei mir

Grüne Karotte:

2Handvoll				Spinat
3				Karotten
1	Zitrone,	davon	den	Saft
1				Apfel
1	Handvoll	(kernlose)		Weintrauben
1				GlasWasser

Zuerst das Ost und Gemüse kräftig abwaschen und klein schneiden. Hierbei solltest du darauf achten, dass du kernlose Trauben verwendest, da die gemixten Kerne ein komisches Gefühl im Mund geben können. Den Spinat entstielen und darauf achten, dass es saftig und frisch aussieht, dann ist das Aroma am intensivsten.

Nun kannst du alles zusammen in einen Mixer geben und solange mixen, bis keine Stückchen mehr zu erkennen sind, je nach dem auf welche Konsistenz du abzielst, kannst du während des Mixens nach und nach etwas Wasser hinzugeben.

Zum Schluss den frisch gepressten Zitronensaft dazugeben und mit einem Löffel leicht untermischen. Der frische Saft gibt dem Ganzen eine erfrischende Note und überdeckt den leicht erdigen Geschmack des Spinats gut.

KIRSCHE-BANANEN SMOOTHIE

Zutaten:

- 1 Banane
- 100 g Naturjoghurt
- 100 ml Kirschsaft
- 50 g Dinkelflocken

Step by Step:

Alle Zutaten in den Mixer geben und gut durchmixen.

Durchschnittliche Nährwerte

	Pro Portion
Brennwert	399 kcal
Kohlenhydrate	74,8 g
Eiweiß	7,3 g
Fett	6,7 g

Orangen-Bananen Smoothie

Zutaten:

Für   4   Portionen

600ml	**Orangensaft**
4 EL	**Honig**
4 EL	**Haferflocken**
220ml	**Milch**
1	**Banane**

Zubereitung:

Banane schälen und alle Zutaten
im Mixer mixen.

„Ananas- Mango- Smoothie"

Zutaten:
· 1 Ananas
· 1 Mango
· 1 Orange
· Zitronensaft (1 Zitrone)

Zubereitung:
Die Ananas und die Mango abwaschen und anschließend schneiden. Danach die Orange pressen, da du nur der Saft benötigt wird. Nun alle Zutaten gemeinsam mit dem Zitronensaft in den Mixer geben und fertig ist der Ananas- Mango- Smoothie.

Happy Petersilie Smoothie

Zutaten
Petersilie, ohne Stängel
2 kleine Birnen
Eine Thai Kokosnuss, Fleisch und Wasser
3/4 Becher Mango, geschält

Zubereitung
Beginnend mit der Flüssigkeit, alle Zutaten im Mixer auf hoher Geschwindigkeit für 30 Sekunden mixen. Genieß deinen Smoothie!

Salat-Rote Bete-Smoothie

Zutaten

150 g grüner Salat
100 g roter Salat
300 g rote Bete
2 Äpfel, entkernt

Zubereitung

Alle Zutaten in den Smoothie-Mixer geben, nach Belieben mit Wasser auffüllen und gut mixen.

Start-in-den-Tag-Smoothie

Zutaten

1 entkernte und geschälte Mango
2 geschälte Kiwis
½ Apfel, entkernt
2 Karotten
1 Handvoll Grün von Mangold
2 EL Kokosblütensirup
1 EL Aprikosenkernöl

Zubereitung

Alle Zutaten in den Smoothie-Mixer geben, nach Belieben mit Wasser auffüllen und gut mixen.

Feldsalat-Apfel Smoothie

1 Handvoll Feldsalat
2 Äpfel
1 Handvoll Walnüsse
Wasser nach Bedarf

Zubereitung:
Alles in den Mixer und für eine Minute mixen.

Ja, auch grüne Smoothies sind im Winter möglich und können durchaus einen winterlichen Geschmack bekommen. Dafür sorgt bei diesem Rezept die Walnuss.
Für alle winterlichen Rezepte gibt es die Möglichkeit, etwas Chili oder mehr Ingwer hinzuzufügen. Das sorgt für etwas mehr Wärme im Körper, ist allerdings nicht jedermanns   Geschmack.

Mango-Limetten-Smoothie

Zubereitungszeit: ca. 10 Minuten - 4 Portionen

Zutaten:

- 1000g Naturjoghurt
- 4 Mango
- 8 Esslöffel Limettensaft
- 4 Teelöffel Limetten, Abrieb
- 4 Esslöffel Puderzucker

Zubereitung:

1. Mango schälen, waschen, halbieren, entkernen und in mundgerechte Stücke schneiden.
2. Nun alle Zutaten, außer den Puderzucker, in einen Mixer geben und auf der höchsten Stufe sehr fein pürieren.
3. Nun den Smoothie in Behälter umfüllen und mit Puderzucker bestäuben.
4. Dazu passen auch Eiswürfel. Servieren und genießen.

Apfel-Bananen-Smoothie

Zubereitungszeit: ca. 5 Minuten - 4 Portionen

Zutaten:

- 2 Banane
- 2 Apfel
- 500 ml Orangensaft (am besten selbst gepresst)
- 200 ml Milch
- Nach bedarf Zucker

Zubereitung:

1. Apfel schälen, waschen, halbieren, entkernen und in mundgerechte Stücke schneiden. Bananen schälen und in Stücke schneiden.
2. Nun alle Zutaten in einen Mixer geben und auf der höchsten Stufe sehr fein pürieren. Bei bedarf Zucker dazugeben
3. Nun den Smoothie in Behälter umfüllen.
4. Dazu passen auch Eiswürfel. Servieren und genießen.

Banane Blaubeer Smoothie

200 gHeidelbeeren (Blaubeeren), evtl. TK
1 Banane, ca. 100g
225 gJoghurt 1,5 % Fett
2 TLVanillezucker
1/2 TLSüßstoff, flüssig,
100 mlWasser

Alle Zutaten in einen Mixbecher geben und mit dem
Pürierstab (Stabmixer, Mixgerät) so lange verrühren,
bis keine Stücken mehr sind.
Kalt servieren.

Rote Beere:

150gJohannisbeeren, rot
1/2 Banane
150mlButtermilch/Ricedrink
1 Spritzer Limettensaft
 n. B.Agavendicksaft

Bei diesem Smoothie verleiht der Naturfarbstoff
Cyanidin, welcher in der Johannisbeere zu finden ist,
die rote Farbe. Achte also beim Pflücken/Kauf
besonders darauf, dass die Beeren schön reif sind und
ein intensives Rot zeigen. Dann sind sie ideal für deine
Mahlzeit.
Jetzt kannst du die geschälte Banane und die
Johannisbeeren zusammen mit der Buttermilch in den
Mixer geben. Falls du auf die Kalorien der Buttermilch
verzichten möchtest, empfehle ich dir stattdessen den
Ricedrink, bedenke aber, dass die Buttermilch eine
cremige Konsistenz erzeugt, der Ricedrink eher
weniger.
Zum Abschluss gibst du einen Spritzer Limettensaft
dazu und unterhebst diesen mit einem großen Löffel.
Falls du deinen Smoothie süß genießen möchtest,
empfehle ich etwas Agavendicksaft. Ein tolles
natürliches Süßungsmittel, welches in nur weniger
Menge eine intensive Wirkung hat.

GRANATAPFEL SMOOTHIE

Zutaten:

- 1 Granatapfel
- 100 g Cranberry
- 150 g Naturjoghurt
- 1 EL Honig
- 250 ml Milch

Step by Step:

Granatapfel vierteln und mit einem Löffel die Kerne herauslösen.
Alle Zutaten in den Mixer geben und gut durchmixen.

Durchschnittliche Nährwerte

	Pro Portion
Brennwert	311 kcal
Kohlenhydrate	57,4 g
Eiweiß	16,3 g
Fett	1,0 g

Urlaubs-Smoothie

Zutaten:

Für   2   Portionen

1	**Banane**
300ml	**Ananassaft**
6 EL	**Kokosnussmilch**
1 TL	**Zucker**

Zubereitung:

Alles in den Mixer geben und pürieren.

Smoothie Vinoo

Zutaten für 1-2 Portionen

- ☐ 50g Stachelbeeren
- ☐ 150g Weintrauben
- ☐ Saft einer Orange
- ☐ 200ml Mandelmilch

Der kompakte Italiener ist sehr pflegeleicht. Einfach alles rein in den Mixer und los geht's!
Nährwerte:216 Kcal - 38g Kohlenhydrate – 3,6g Eiweiß - 7,8g Ballaststoffe - 3g Fett

„Sommer Gesundheits- Smoothie"

Zutaten:
· 2 Oranges
· 2 Mangos
· 1 rote Paprika
· Einen Schuss Wasser

Zubereitung:
Die Paprika waschen und die Kerne entfernen.

Anschließend die Mangos in Stücke schneiden, die Orangen schälen und auspressen.

Alle Zutaten in den Mixer füllen und einen Schuss Wasser sowie die Sonnenblumenkerne beimischen. Alles gut durchmixen und genießen!

Preiselbeeren-Grünkohl Entgiftender grüner Smoothie mit Kokosnuss

Zutaten
Ein Becher Preiselbeeren
Ein Becher gefrorenen Blaubeeren
Eine Banane, geschält
2 Becher gefrorener Baby Grünkohl
350ml Kokosnusswasser

Zubereitung
Beginnend mit der Flüssigkeit, alle Zutaten im Mixer auf hoher Geschwindigkeit für 30 Sekunden mixen. Genieß deinen Smoothie!

Himbeer-Römersalat-Smoothie

Zutaten

2 Guaven, geschält
100 g Himbeeren
etwas Minze
3-4 Blätter Römersalat
100 ml stilles Wasser

Zubereitung

Alle Zutaten in den Smoothie-Mixer geben und gut mixen.

Ananas-Spinat-Smoothie

Zutaten

1 kleine Ananas, geschält
600 g Spinat
300 ml stilles Wasser

Zubereitung

Alle Zutaten in den Smoothie-Mixer geben und gut mixen.

Waldbeeren-Smoothie

Zubereitungszeit: ca. 10 Minuten - 4 Portionen

Zutaten:

- 700 ml Orangensaft
- 2 Banane
- 900 g Gemischte Beeren (Blaubeeren, Himbeeren, Brombeeren, TK)
- 4 Orangen (zum Garnieren)

Zubereitung:

1. Beeren waschen.
2. Nun alle Zutaten in einen Mixer geben und auf der höchsten Stufe sehr fein pürieren.
3. Nun den Smoothie in Behälter umfüllen und Orangen in Scheiben schneiden und Garnieren.
4. Dazu passen auch Eiswürfel. Servieren und genießen.

Gelbe Smoothies

Yellow Boot:

1/2 Banane, alternativ Aprikosen oder Ananas
1 Kurkuma (Wurzel), ca. 2 cm Länge, alternativ ½ TL
Kurkumapulver
1 Mango
1 TLKokosöl
1/2 TLZimt
1/4 TLIngwer
300 mlMandelmilch oder Cashew Milch, alternativ
fettarme Milch oder Mineralwasser
1/4 TLVanilleextrakt, alternativ 1 TL Vanillezucker

Als erstes die Banane schälen und die benötigte Hälfte
in Stücke schneiden. Dann die Kurkumawurzel schälen
und das Stück fein reiben, achte hierbei darauf, dass
die Wurzel stark abfärbt, schützte also unter
umständen deine Hände mit Haushaltshandschuhen.
Anschließen kannst du die Mango schälen und in grobe
Stücke schneiden. Achte auf den großen Kern!
Jetzt bestückst du deinen Mixer mit 1 TL Kokosöl, ½ TL
Zimt, ¼ TL Ingwer, dem Mango Fruchtfleisch, der
geschnittenen Banane und der Mandelmilch, in der du
die Vanille vorher gelöst hast.
Alles kurz mixen und dann Die geriebene Kurkuma
Wurzel hinzufügen. Den Mixer nun noch 2 Mal für ca.

20 Sekunden einschalten.

BANANA SPLITT

Zutaten:

- 150 g Magerquark
- 200 ml Milch
- 50 g Haferflocken
- 2 Bananen
- 5 g Kakaopulver
- 20 g Mandelstifte

Step by Step:

Alle Zutaten in den Mixer geben und gut durchmixen.

Durchschnittliche Nährwerte

	Pro Portion
Brennwert	714 kcal
Kohlenhydrate	88,2 g
Eiweiß	35,4 g
Fett	22,2 g

Winter-Smoothie

Zutaten:

Für 2 Portionen

2	**Äpfel**
4 EL	**Mandeln (gehackt)**
1 EL	**Zimt**
150ml	**Apfelsaft**

Zubereitung:

Apfel entkernen und kleinschneiden.

Alle Zutaten im Mixer mixen

Broomhilde

Zutaten für 1-2 Portionen

☐ 160g Brombeeren

☐ **1 Birne**

☐ 200ml Holundersaft

☐ 200g Eiswürfel

Broomhilde ist eine ganz einfache, aber durchaus sehr elegante Smoothie Variation(Smoothie-Dame *hust*) . Rette sie aus ihrem Glaß, solange sie noch kalt ist!

Nährwerte:181 Kcal – 32,2g Kohlenhydrate – 4,5g Eiweiß - 12g Ballaststoffe – 3,3g Fett

Kraftspender

Ergibt 2 Portionen
Pro Portion: ca. 155 Kalorien
Zubereitungszeit: ca. 17 Minuten

Zutaten:
1 Esslöffel Chia-Samen
75 ml Wasser
150 g Beeren nach Belieben (z.B. Erdbeeren oder Heidelbeeren)
1 Banane
1 Apfel
½ Vanilleschote
Einige Eiswürfel nach Belieben

Zubereitung:

1. Die Chia-Samen in 50 ml Wasser einrühren und 10 Minuten quellen lassen. Waschen Sie zwischenzeitlich das Obst und schälen Sie die Banane. Schneiden Sie die Banane und den Apfel grob in Stücke.
2. Geben Sie alle Zutaten in den Mixer.
3. Zerkleinern Sie alles 30 Sekunden auf mittlerer Stufe, dann 1 Minute auf höchster Stufe.
4. Nach Belieben können Sie nun weitere Flüssigkeit angießen, bis die gewünscht Konsistenz erreicht ist.
5. In ein Glas füllen und nach Belieben weitere Eiswürfel oder Crushed Ice hinzugeben.

Und das macht diesen Smoothie so gesund:
- Neutralisiert freie Radikale
- Wirkt schmerzstillend und stimmungsaufhellend
- Macht wach und verbessert Konzentration und Leistungsfähigkeit
- Stärkt die Nerven und wirkt harmonisierend

„Orangen- Beeren- Smoothie"

Zutaten:

· 4 Handvoll gefrorene Beeren
· 2 gefrorene Banane
· 350 g Naturjoghurt
· Orangensaft (2 Orangen)
· 2 EL Honig

Zubereitung:

Die Banane in kleine Stücke schneiden und die Beeren waschen.

Nun muss die Banane für knapp zwei Stunden in das Tiefkühlfach.

Danach mit dem Naturjoghurt vermischen und den Orangensaft beimischen. Nun alles gut pürieren und den Honig hinzufügen.

Grüner Preiselbeer-Himbeer Smoothie mit Haselnuss und Vanille

Zutaten
Ein Becher gefrorene Himbeeren
Ein Becher Preiselbeeren
Eine Banane, geschält
10 Rohe Haselnüsse, eingeweicht für 8 Stunden
Vanille von einer Vanillebohne
3 Becher frischer Baby Spinat
250ml gefiltertes Wasser

Zubereitung
Beginnend mit der Flüssigkeit, alle Zutaten im Mixer auf hoher Geschwindigkeit für 30 Sekunden mixen. Genieß deinen Smoothie!

Melonen-Smoothie

Zutaten

1 Honigmelone ohne Schale
½ Limette mit Schale
2 Zitronenmelissenblätter
1 EL brauner Zucker
50 ml Buttermilch

Zubereitung

Alle Zutaten in den Smoothie-Mixer geben und gut mixen.

Römersalat-Smoothie

Zutaten

1 Banane, geschält
½ Mango ohne Kern
1 Orange, geschält
5 Blätter Römersalat
150 ml stilles Wasser

Zubereitung

Alle Zutaten in den Smoothie-Mixer geben und gut mixen.

Postelein- Granatapfel Smoothie

1 Packung Postelein (125 Gramm)
halbe Packung gemischter Salat
1 Apfel
halbe Mango
halber Granatapfel, entweder ganze Kerne oder Saft
1 kleines Stück Ingwer
2 Esslöffel Kokos-Mus (Dr. Goerg)
350-400ml Wasser

Zubereitung:
Alle Zutaten in den Mixer und so lange mixen bis die gewünschte Konsistenz erreicht ist.

Tipp:
Wer die Granatapfelkerne nicht auspresst, sondern direkt mixt, sollte einen Hochleistung Mixer besitzen. Weil sonst grobe Stückchen zurück bleiben.

Erdbeer-Blaubeeren-Smoothie

Zubereitungszeit: ca. 10 Minuten - 4 Portionen

Zutaten:

- 200 g Erdbeeren
- 80 g Heidelbeeren
- 600 ml Milch
- 40 g Zucker

Zubereitung:

1. Beeren waschen und in Stücke schneiden.
2. Nun alle Zutaten in einen Mixer geben und auf der höchsten Stufe sehr fein pürieren.
3. Nun den Smoothie in Behälter umfüllen.
4. Dazu passen auch Eiswürfel. Servieren und genießen.

Yellow-Vanille:

2 Mangos
200g   Vanille-Joghurt
1Limette
1EL Honig
Eiswürfel

Ein Mango Lassi mit Spritz! – Schäle zuerst die Mangos und entkerne sie. Nun gibst du die zerkleinerten Mango Stücke zusammen mit dem Vanille-Joghurt in den Mixer und pürierst die Masse schön cremig. Wenn du möchtest kannst du für eine gewisse Süße etwas Honig in deinen Smoothie mit einbeziehen. Gebe diesen einfach in den Mixer dazu.
Bevor du die Limette auspresst, solltest du dir ein paar Zesten von der Schale fein abreiben, diese kannst du mit in deinen Smoothie mischen und als Deko auf deinem Smoothie verwenden. Jetzt solltest du die Limette auspressen und den frischen Saft untermischen.
Das Ganze mit Eiswürfeln servieren. Ein auf gepimpter, erfrischender Lassi.

AVOCADO SMOOTHIE

Zutaten:

- 100 g Avocado
- Saft von einer Limette
- 500 ml Kefir
- 500 g Naturjoghurt
- 1 Bund Koriander
- 1 Frühlingszwiebel
- 1 TL Wasabi-Paste
- 4 Eiswürfel

Step by Step:

Koriander Blättchen abzupfen und abwaschen.
Frühlingszwiebel abwaschen.
Avocados entsteinen und Fruchtfleisch aus der Schale lösen.
Alle Zutaten in den Mixer geben mit Salz und Pfeffer würzen und gut durchmixen.

Durchschnittliche Nährwerte

	Pro Portion
Brennwert	606 kcal

Kohlenhydrate	56,1 g
Eiweiß	38,9 g
Fett	23,3 g

Maracuja-Smoothie

Zutaten:

Für 2 Portionen

50ml	**Maracujasaft**
1	**Limette**
4 EL	**Agavensirup**
2 EL	**Schmelzflocken**
200g	**Naturjoghurt**
100g	**Gurke**

Zubereitung:

- Limette auspressen und Gurke in Stücke schneiden.
- Alle Zutaten mit 1 EL Schmelzflocken im Mixer pürieren.
- Die restlichen Schmelzflocken auf dem Smoothie streuen.

Golden Galaxy

Zutaten für 1-2 Portionen

☐ 1 Sternfrucht
☐ 1 Banane

☐ 1 Birne
☐ 2 goldene Kiwis

Zubereitungstipp: Die Sternfrucht sollte ein schönes knalliges gelb haben, dann schmeckt sie am besten.
Nährwerte: 295vKcal — 62,7g Kohlenhydrate — 4,1g Eiweiß - 10,8g Ballaststoffe - 1,7g Fett

„Kokos- Avocado- Smoothie"

Zutaten:

· 200g gefrorene Früchte (je nach Belieben)
· 1 Banane
· 1 Avocado
· 250 ml Kokosmilch
· 1 EL Mandelbutter
· 2 EL Ahornsirup/ Honig

Zubereitung:

Die Beeren waschen und die Avocado schälen und entkernen. Alle Zutaten in einem Mixer geben und die Kokosmilch hinzugeben. Nun auch die Mandelbutter beimischen und mixen.

Zu guter Letzt kann der Smoothie mit etwas Ahornsirup oder Honig abgeschmeckt werden.

Grüner Blaubeer-Minze Smoothie

Zutaten
2 Becher Spinat
2 Becher Blaubeeren
Eine Kiwi
3-4 große Blätter Minze
Ein Becher Kokosnusswasser
Ein Becher Eis

Zubereitung
Alle Zutaten im Mixer mischen. Bon Appetit!

Mango-Melissen-Smoothie

Zutaten

1 Bund Zitronenmelisse
½ Handvoll Löwenzahn
½ Handvoll Spinatblätter
1 Mango, geschält und ohne Kern
1 Banane, geschält
1 Apfel, entkernt

Zubereitung

Alle Zutaten in den Smoothie-Mixer geben und bis zur 1 Liter Markierung mit stillem Wasser auffüllen. Gut mixen.

Granatapfel-Orangen-Smoothie

Zutaten

1 Banane, geschält
1 Granatapfel, geschält
½ Grünkohl
2 Orangen, geschält

Zubereitung

Alle Zutaten in den Smoothie-Mixer geben und bis zur 1 Liter Markierung mit stillem Wasser auffüllen. Gut mixen.

Grüner Smoothie mit Pfirsichen

1 Handvoll Kopfsalatblätter
halbe Handvoll Rucola
1 Handvoll Spinat
1 Banane
2 Pfirsiche
1/2 Zitrone
Wasser

Zubereitung:

Alles in den Mixer geben wobei man mit dem Blattgemüse beginnen sollte, die Zitrone hinein pressen und gut durchmixen bis die gewünschte Konsistenz erreicht   ist

Die andere hälfe der Zitrone kann zum Garnieren verwenden werden.

Kokos -Smoothie mit Beeren und Bananen

Zubereitungszeit: ca. 5 Minuten - 4 Portionen

Zutaten:

- 16 TL Kokosmilch
- 400 ml Orangensaft
- 200 ml Milch
- 2 Bananen
- 240 g Beeren, TK
- 8 TL Joghurt

Zubereitung:

1. Bananen schälen und in Stücke schneiden.
2. Nun alle Zutaten in einen Mixer geben und auf der höchsten Stufe sehr fein pürieren.
3. Nun den Smoothie in Behälter umfüllen.
4. Dazu passen auch Eiswürfel. Servieren und genießen.

The Sunshine:

1/2 Avocado
2 Kiwis
1 kleine Banane
1Apfel
150mlWasser
1 Spritzer Zitronensaft

Die Avocado schälen, entkernen und klein schneiden.
Als nächstes die Kiwi schälen und würfeln und ebenfalls
die geschälte Banane zerkleinern.
Tipp: Die kleinen Bananen sind viel
geschmacksintensiver und süßer. Hier reicht die
Banane völlig für die Süße aus.
Jetzt gibst du alle Zutaten zusammen in den Mixer und
mixt alles gut durch. Nur den Zitronensaft erst ganz
zum Schluss mit einrühren. Da dies alles sehr
dickflüssige Früchte sind, kannst du bis zu 150ml
Wasser hinzugeben, um eine schöne Smoothie
Konsistenz zu erhalten.

PAPRIKA SMOOTHIE

Zutaten:

- 2 rote Paprika
- 200 g Cocktailtomaten
- Saft von 2 Orangen
- 100 g Knollensellerie

Step by Step:

Paprika entkernen.
Tomaten waschen und würfeln.
Alle Zutaten in den Mixer geben mit Salz und Pfeffer würzen und gut durchmixen.

Durchschnittliche Nährwerte

	Pro Portion
Brennwert	198 kcal
Kohlenhydrate	36,0 g
Eiweiß	8,2 g
Fett	1,8 g

Beeren-Smoothie

Zutaten:

Für 2 Portionen

150g	**Himbeeren**
150g	**Blaubeeren**
1	**Banane**
1 EL	**Haferflocken (fein)**
1 EL	**Zitronensaft**
300ml	**Orangensaft**
1 TL	**Agavendicksaft**

Zubereitung:

Banane schälen und klein schneiden.

Alle Zutaten in den Mixer geben und fein mixen. Gegenfalls mit etwas weiteren Agavendicksaft abschmecken.

Tripple B

Zutaten für 1-2 Portionen

☐ 100g Brokoli
☐ 1 Banane

☐ **1 Birne**
☐ 2cm Kurkuma
☐ 100ml Haferdrink

Nährwerte:262 Kcal – 50,7g Kohlenhydrate – 6,4g Eiweiß - 9,8g Ballaststoffe - 2,4g Fett

„Sommer- Traum"

Zutaten:

· 3- 4 Handvoll Spinat
· 2 Äpfel
· 1 Avocado
· 3 Handvoll Weintrauben
· ½ Limette
· 3 Kiwis
· Orangensaft (1 Orange)
· 250 ml Wasser

Zubereitung:

Die genannten Zutaten waschen. Anschließend die Avocado schälen und den Kern entfernen. Nun auch die Kiwi schälen und gemeinsam mit der Avocado in den Mixer geben.

Die restlichen Zutaten beimischen, den Orangensaft direkt über dem Mixbehälter ausdrücken, Wasser dazugeben und mixen.

Tipp: Die Äpfel und Limetten können, wenn sie Bio sind, mit Schale püriert werden.

Kokosnuss-Bananen-Ingwer Energie Drink

Zutaten
1/2 Becher junges Thai Kokousnussfleisch
2 Bananen
Ein Teelöffel Ingwer
3 Becher Babyspinat
250ml Kokosnusswasser

Zubereitung
Beginnend mit der Flüssigkeit, alle Zutaten im Mixer auf hoher Geschwindigkeit für 30 Sekunden mixen. Genieß deinen Smoothie!

Koriander-Sellerie-Smoothie

Zutaten

1 Handvoll Koriandergrün
1 Stange Sellerie
1 Handvoll Möhrengrün
1 Orange, geschält
400 ml stilles Wasser
1 Birne, entkernt

Zubereitung

Alle Zutaten in den Smoothie-Mixer geben und gut mixen.

Kiwi-Apfel-Ananas-Smoothie

Zutaten

1 grüner Apfel, entkernt
½ Ananas, geschält
1 Handvoll Spinat
1 Kiwi, geschält
1 kleines Stück Ingwer
1 Schuss Limettensaft
etwas frische Minze

Zubereitung

Alle Zutaten in den Smoothie-Mixer geben und bis zur 1 Liter Markierung mit stillem Wasser auffüllen. Gut mixen.

Bataviasalat- Ananas Smoothie

1-2 Handvoll Bataviasalat
150 g Ananas
1 Stange Sellerie
1/2 Avocado
1/4 Bio-Zitrone
2 Orangen
Wasser

Zubereitung:
Mit dem Bataviasalat und dem Staudensellerie beginnen, mit Wasser auf Höchstleistung gut mixen. Die restlichen Zutaten in den Mixer geben bis eine gute Konsistenz erreicht ist.

Tipp:
Ein Stück Ananas kann zum Garnieren dienen.

Alles oder Nichts:

2Orangen
1 Karotte
½ Avocado
50gBlaubeeren
1 Banane
½ TL Leinsamen
½ TL Chiasamen
¼ TL Kurkuma, gemahlen
1 Prise Pfeffer

Im ersten Schritt die beiden Orangen halbieren und auspressen. Den frisch gepressten Saft mit der geschälten Karotte zusammen in den Mixer und einmal kurz auf höchster Stufe durch mixen.
Anschließend die Avocado halbieren und das Fleisch einer Hälfte würfeln, die Blaubeeren mit kaltem Wasser abwaschen und die geschälte Banane zerkleinern.
Alles zusammen zu dem Orangen-Karotten-Mix dazugeben und schön pürieren.
Jetzt kommt das Besondere an dieser Mahlzeit! Wir fügen nun die Samen und die Gewürze in sehr geringen Mengen hinzu und verrühren alles noch einmal auf niedriger Stufe.
Dieser Smoothie ist eine echte Mahlzeit. Reich an Vitaminen, Ballaststoffen, die deinen Stoffwechsel antreiben und weitere wichtige Nährstoffe und Fette,

die in den Samen stecken.

GREEN APPLE SMOOTHIE

Zutaten:

- 2 Äpfel
- 1 Banane
- 100 g Salat
- 200 ml Wasser

Step by Step:

Alle Zutaten in den Mixer geben und gut durchmixen.

Durchschnittliche Nährwerte

	Pro Portion
Brennwert	294 kcal
Kohlenhydrate	66,0 g
Eiweiß	3,2 g
Fett	1,1 g

Wassermelonen-Smoothie

Zutaten:

Für 2 Portionen

500ml	**Kokoswasser**
400g	**Wassermelone**
1	**Papaya**
1	**Grapefruit**
1 EL	**Chiasamen**

Zubereitung:

Fruchtfleisch der Wassermelone, Papaya und Grapefruit klein schneiden und in den Mixer geben.

Die restlichen Zutaten in den Mixer geben und mixen.

„Dattel- Bananen- Erdbeeren- Spinat- Smoothie"

Zutaten:
· 125g Spinat
· 125g Erdbeeren
· 1 Banane
· 4 Datteln
· 400 ml Wasser

Zubereitung:

Die Erdbeeren und den Spinat waschen. Den Kern der Dattrln entfernen. Dann die Banane schälen. Nun das Obst und Gemüse gemeinsam mit den Datteln in den Mixer, das Wasser hinzugeben und gut pürieren.

Entgiftender Apfel-Mandarinen Smoothie

Zutaten
Ein Apfel
Eine Mango, entkernt und geschält
2 Mandarinen, entkernt und geschält
1 1/2 Becher Radieschen
Ein Becher Datteln (durchgewaschen)
1/2 Teelöffel Ingwer
250ml gefiltertes Wasser

Zubereitung
Beginnend mit der Flüssigkeit, alle Zutaten im Mixer auf hoher Geschwindigkeit für 30 Sekunden mixen.

Süßer Feldsalat Smoothie

2 Handvoll Feldsalat
2 Handvoll Spinat
1 Stange Staudensellerie
1 Banane
1 Birne
1 Kiwi
8 Blätter Basilikum
1 ganz kleines Stück Ingwer
Wasser

Zubereitung:
Den Mix Vorgang mit dem Blattgrün, Sellerie und Wasser beginnen. Danach die restlichen Zutaten mit mixen, bis eine schöne Konsistenz erreicht ist.

Tipp:
Zum Garnieren kann eine Scheibe Kiwi verwendet werden.

Grüner Zimt-Beeren Smoothie

Zutaten
2 Becher Kohl
2 Becher Mandelmilch
2 Becher gemischte Beeren
Eine Banane
1/2 Teelöffel Zimt

Zubereitung
Alles zusammenmixen und genießen!

Aprikosen Smoothie

Für zwei Portionen

7   Aprikosen,   entsteint

200 ml Orangensaft aus 3 gepressten Orangen

200 ml Sojajoghurt (pflanzliche Alternativen aus Kokos, Lupinen, Mandeln oder Hanf)

Zubereitung:

Als Erstes die Aprikosen Stücke mit dem Orangensaft gut durch Mixen, danach nur mehr kurz mit dem Joghurt mixen.

Orange-Apfel-Zimt-Genuss

Ergibt 2 Portionen
Pro Portion: ca. 115 Kalorien
Zubereitungszeit: ca. 7 Minuten

Zutaten:
1 Orange
2 Äpfel
1 kleine Möhre
¼ Teelöffel Zimt
1 kleines Stück Ingwer
Etwas Honig nach Belieben
2 Esslöffel gemahlene Mandeln oder Haselnüsse
100 ml Wasser

Zubereitung:

1. Waschen Sie Äpfel und Möhre und schälen Sie die Orange. Schneiden Sie alles grob in Stücke.
2. Geben Sie alle Zutaten in den Mixer.
3. Zerkleinern Sie alles 30 Sekunden auf mittlerer Stufe, dann 1 Minute auf höchster Stufe.
4. Nach Belieben können Sie nun weitere Flüssigkeit angießen, bis die gewünscht Konsistenz erreicht ist.

Und das macht diesen Smoothie so gesund:
- Sorgt für gute Laune
- Schützt Nervenzellen und unterstützt die Bildung von

Botenstoffen im Gehirn
- Wirkt mild anregend

Kiwi - Bananen Smoothie

Zutaten für 1 Glas:

-

2 Kiwis, 1 Banane, 1 Stängel Zitronenmelisse

-

1 kl. Stück frischen Ingwer, 1 Zitrone

-

1 TL Sesamöl

-

1 EL Sonnenblumenkerne, 2 EL Walnüsse

-

1 TL Zimt, 100ml Bananensaft, 50ml Buttermilch

Zubereitung:

Die Banane gründlich waschen, schälen und dann in grobe Stücke schneiden.

Die Zitrone auspressen und den Saft mit allen anderen Zutaten in den Mixer oder Smoothie Maker geben.

Die Kiwis gründlich waschen, halbieren und das brauchbare Fruchtfleisch mit einem Teelöffel entnehmen.

Alle Zutaten in den Mixer oder Smoothie Maker geben und mixen.

Anschließend den Smoothie in ein Glas abfüllen und genießen.

Avocado Spinat Smoothie

Zubereitungszeit	10 Minuten
Geeignet für	2 Portionen

Zutaten:

- 1 Avocado
- 80 g Blattspinat
- 2 Bananen, reif
- 420 ml Mandelmilch
- 1 TL Chiasamen

Zubereitung:

1. **Die Avocado entkernen und schälen.**

2. **Blattspinat gründlich abwaschen und Blätter abzupfen.**

3. **Mit den geschälten Bananen, der Mandelmilch und den Chiasamen fein pürieren.**

Mango und Passionsfrucht-Smoothie

Der herbe Geschmack der Passionsfrucht durchdringt die reiche Süße der Mango und hellt die Wirkung dieses aromatischen Smoothies auf.

Zutaten (1 Portion)
1 mittelgroße Mango, entkernt, geschält und in Stücke geschnitten
Fruchtfleisch von 2 Passionsfrüchten
120g schlichter fettarmer Joghurt
120ml Milch

Wie wird's gemacht?
Alle Zutaten in einen Mixer geben. 1 Minute lang mischen, bis alles glatt ist. In ein Glas gießen. Auf Wunsch ein paar Maracujasamen über den Smoothie streuen und sofort servieren.

Papaya–Brombeer-Smoothie

Zutaten

1	Apfel
260 g	Brombeeren
70 ml	Apfelsaft
1	Papaya
1,5 EL	Ahornsirup

Arbeitszeit: ca. 16 Min.
Zubereitungszeit: ca. 11 Min.
Schwierigkeitsgrad: simpel
Kalorien p. P.: keine Angabe

Zubereitung
Apfel schälen und klein schneiden.
Brombeeren, Apfel und Saft mixen.
Ein Glas halb mit Brombeerpüree befüllen und zur Seite stellen.
Papaya vierteln, Kerne entfernen, schälen, klein schneiden, pürieren, mit Ahornsirup süßen und das Glas mit dem Püree auffüllen.

Erdbeer-Bananen-Smoothie

Dauer: 5 Minuten

Zutaten:

- 100 g Erdbeeren (Bio)
- 1 reife Banane
- 100 ml Orangensaft (frisch gepresst)
- 1 EL geschrotete Leinsamen

Zubereitung:

Die Erdbeeren 15 Sekunden im kalten Wasserbad einlegen, mit der Banane klein schneiden und in den Mixer geben. Wenn es sich um Bio-Erdbeeren handelt, dann trennt die Blätter nicht ab. Den Orangensaft (am besten frisch gepresst) und die Leinsamen hinzugeben. Anstatt des Orangensafts, könnt Ihr auch Wasser oder Hafermilch verwenden. Alles reichlich durchmixen und fertig!

Wirkung:

Wie bereits erwähnt sollte man die Blätter bei Bio-Erdbeeren keinesfalls abtrennen. Sie enthalten viel Vitamin C und regen die Verdauung an.
Leinsamen werden aus der Flachs Pflanze gewonnen. Diese gehört seit der Jungsteinzeit zu den

bekanntesten Kulturpflanzen. Leinsamen sind reich an Omega 3-Fettsäuren und enthalten zusätzliche Ballast- und Schleimstoffe. Sie sind der perfekte Kraftspender um in den Tag zu starten!

Orangen – Erdbeer – Joghurt - Smoothie

Zutaten für 2 Portionen:

2 Bananen, geschält und geschnitten
2 Tassen Erdbeeren, geputzt
1 Orange, geschält und geteilt (oder ¾ Tasse
Orangensaft)
1 Tasse fettarmes Vanillejoghurt
8 -10 Eiswürfel

Zubereitung:

Alle Zutaten zusammen in den Mixer geben und mixen,
bis alles sehr gut verbunden ist.

Blaubeeren Wunder

Zutaten für 1 Person (102 kcal)

- 1 Tasse mit Soja-Kalzium angereicherte Milch
- 1 Tasse Brombeeren
- 5 Baby Karotten, geschält
- 2 EL Acai Pulver

Alle aufgelisteten Zutaten in den Mixer oder Smoothie Maker geben und zu einem cremigen Saft mixen. Nachdem mixen, wenn möglich sofort genießen.

Grüner Preiselbeeren Kokosnuss Keks Smoothie

Zutaten
2 Becher Spinat
Ein Becher Kokosnussmilch
Ein Becher Kokosnusswasser
3 Becher Preiselbeeren
Ein Esslöffel Flachssamen
Ein Teelöffel Vanilleextrakt
Optional: Anrichten mit Kokosnuss Flocken, Flachssamen

Zubereitung
Spinat und Flüssigkeit zusammenmixen. Wenn die gewünschte Konsistenz erreicht ist, die anderen Früchte hinzugeben und weitermixen. Als Dekor Kokosnuss Flocken und Flachssamen aufstreuen. Genieß deinen Smoothie!

Konzentrations-Mix

Ergibt 2 Portionen
Pro Portion: ca. 125 Kalorien
Zubereitungszeit: ca. 7 Minuten

Zutaten:
1,5 Handvoll Mangold
1 Aprikose
1 Mandarine
1 Banane
½ Teelöffel Matcha-Pulver
2 Esslöffel Hanfsamen
100 ml Wasser
Etwas Honig nach Belieben
Einige Eiswürfel nach Belieben

Zubereitung:

1. Waschen Sie den Mangold und die Aprikose, schälen Sie Mandarine und Banane. Schneiden Sie das Obst grob in Stücke.
2. Geben Sie alle Zutaten in den Mixer.
3. Zerkleinern Sie alles 20 Sekunden auf mittlerer Stufe, dann 2 Minuten auf höchster Stufe.
4. Nach Belieben können Sie nun weitere Flüssigkeit angießen, bis die gewünscht Konsistenz erreicht ist.
5. In ein Glas füllen und nach Belieben Eiswürfel oder

Crushed Ice hinzugeben.

Und das macht diesen Smoothie so gesund:
- Fördert die Konzentration
- Gibt Energie und verbessert die Stimmung
- Stärkt die Nerven

Kresse - Salat - Trauben Smoothie

Zutaten für 1 Glas:
-
100g Salatherz Blätter
-
1 Handvoll Kresse
-
50g grüne Trauben (kernlose Trauben verwenden)
-
50ml Apfelsaft naturtrüb (kein Konzentrat verwenden)
-
1 TL Sesamöl
Zubereitung:
Die Salat Blätter gründlich waschen und in grobe Stücke reißen.
Die Kresse ebenfalls gründlich waschen.
Alle Zutaten in einen Smoothie-Maker oder Mixer geben und mixen.
Anschließend den Smoothie in ein Glas abfüllen und genießen.

Gurken Chili Smoothie

Zubereitungszeit	10 Minuten
Geeignet für	2 Portionen

Zutaten:
- 1 Gurke
- 1 Stange Sellerie
- 130 ml Sojamilch
- 150 ml Naturjoghurt
- 150 ml Wasser
- 1 TL Zitronensaft
- ½ TL Chili
- 1 Prise Kurkuma

Zubereitung:

1. **Das Gemüse waschen und in Stücke schneiden.**

2. **Alles zusammen im Mixer pürieren und nach Belieben garnieren.**

Bananen-, Pfirsich- und Erdbeer-Smoothie

Versuche während der Sommermonate, das Obst in der Nacht vor der Zubereitung dieses Smoothie in den Gefrierschrank zu legen. Das sorgt dafür, dass er zum Frühstück wirklich kalt und erfrischend ist.

Zutaten (1 Portion)
1 Banane, geschält und geviertelt
1 Pfirsich, halbiert und entkernt
4 Erdbeeren, entstielt
180ml Orangensaft
1 Teelöffel Honig

Wie wird's gemacht?
Alle Zutaten in einen Mixer geben und 1 Minute lang mischen. In ein Glas geben und sofort servieren.

Ingwer Smoothie

Zutaten

0,6 Liter	**Maracujasaft**
1,5	**Zitronen**
1,5 TL	**Honig**
1 EL	**Ingwer, gerieben**
1	**Banane**
0,5	**Apfel**

Arbeitszeit: ca. 11 Min.
Zubereitungszeit: ca. 6 Min.
Schwierigkeitsgrad: simpel
Kalorien p. P.: keine Angabe

Zubereitung
Zitrone   auspressen.
Apfel und Banane zerschneiden.
Maracujasaft, Zitronensaft, Honig und Ingwer zufügen, pürieren.

Rote Bete-Orange Smoothie

Dauer: 8 Minuten

Zutaten:
- 200 g Rote Bete
- 200 ml Orangensaft
- ½ Becher Joghurt
- 150 ml Wasser
- 1 Prise Salz
- 1 Beutel Vanillezucker

Zubereitung:

Die rote Beete kochen und abkühlen lassen. Anschließend schält Ihr sie und schneidet sie in Stücke. Ihr gebt alle Zutaten in euren Standmixer und mixt es gründlich durch bis eine einheitliche "Masse" entsteht. Gegebenenfalls müsst Ihr noch einen Beutel Vanillezucker hinzufügen, je nach Geschmack.

Wirkung:
Zugegebenermaßen ist dieser Smoothie wegen der Roten Bete nicht gerade die Cremé de la Cremé. Doch diese Powerknolle ist ein Alleskönner. Sie senkt nicht nur unseren Blutdruck, sondern macht uns auch leistungsfähiger. Wer öfter Rote Bete konsumiert, begünstigt die Bildung von Mitochondrien. Das sind

Kraftwerke unserer Zellen. Je mehr wir davon haben, desto besser können wir auch Fett verbrennen.

Vielfrucht - Smoothie 1

Zutaten für 2 Portionen:

1 Apfel, grob gewürfelt
1 Mango, geschält und grob gewürfelt
1 Orange, geschält und geschnitten
1 ½ Zitronen, geschält und geschnitten
1 Handvoll Beerenmischung, gefroren
2 EL Chia-Samen, optional
einige Blättchen Zitronenmelisse, optional
Honig oder Agavendicksaft zum Süßen, wenn nötig

Zubereitung:

Alle Zutaten zusammen in den Mixer geben und mixen,
bis alles sehr gut verbunden ist.

Süßer Spinat Smoothie

Zutaten für 1 Person (225 kcal)

- 1 Birne geschält und entkernt
- 2 Hände voll Babyspinat
- 180 g fettarmes griechisches Joghurt
- 20 Grüne Trauben
- 2 El Avocado (geschält)
- 2 EL Limettensaft

Alle aufgelisteten Zutaten in den Mixer oder Smoothie Maker geben und zu einem cremigen Saft mixen. Nachdem mixen, wenn möglich sofort genießen.

Petersilie Vanille Pudding

Zutaten

1/4 Hand voll Italienische Petersilie
1/2 Avocado
1/4 Becher Wallnüsse
2 Esslöffel Limettensaft
Eine Vanillebohne, geschnitten
2 Esslöffel Honig
Ein Becher Wasser

Zubereitung

Im Mixer alles zusammenmischen. Nun im Stampfer verarbeiten.

Frühstücksmus

¼ Liter Reisdrink oder Wasser
1 Karotte, grob gewürfelt
1 Apfel, geviertelt und mit Gehäuse
1 Banane
10 Mandeln oder Walnüsse
1 EL Rosinen oder andere Trockenfrüchte
1 Priese Zimt

Zubereitung:
Alles für eine Minute gut mixen.

Abendsonne

Ergibt 2 Portionen
Pro Portion: ca. 145 Kalorien
Zubereitungszeit: ca. 7 Minuten

Zutaten:
120 g Sauerkirschen
1 Banane
2 Esslöffel Hanfsamen
¼ Vanilleschote
Etwas Honig nach Belieben
Etwas Wasser
Eiswürfel nach Belieben
Zubereitung:

1. Waschen Sie die Kirschen, schälen Sie die Banane und schneiden Sie alles grob in Stücke.
2. Geben Sie alle Zutaten in den Mixer.
3. Zerkleinern Sie alles 30 Sekunden auf mittlerer Stufe, dann 1 Minute auf höchster Stufe.
4. Nach Belieben können Sie nun weitere Flüssigkeit angießen, bis die gewünscht Konsistenz erreicht ist.
5. In ein Glas füllen und nach Belieben Eiswürfel oder Crushed Ice hinzugeben.

Und das macht diesen Smoothie so gesund:
- Stärkt die Nerven und wirkt harmonisierend
- Beruhigend

- Schmerzstillend und konzentrationsfördernd

Grüner Frühlings-Smoothie

Zubereitungszeit	10 Minuten
Geeignet für	2 Portionen

Zutaten:

- 150 g Blattsalat
- ½ Gurke
- 1 Avocado
- 1 Banane
- 1 Apfel
- 1 Birne
- 2 Pflaumen
- 350 ml Wasser
- 100 ml Apfelsaft
- 1 Spritzer Zitronensaft
- 1 Prise Kardamom

Zubereitung:

1. **Gemüse und Obst gründlich waschen und je nach Mixergröße zerkleinern.**

2. **Avocado und Obst entkernen.**

3. Zuerst das Gemüse im Mixer zerkleinern und dann mit den restlichen Zutaten pürieren.

Mandarinen-, Zitronengras-, Chili- und Minzsaft

Es mag bizarr klingen, Chili zum Fruchtsaft hinzuzufügen – aber in kleinen Mengen bietet es einen Geschmackserfolg ohne übermäßige Schärfe.
Zutaten (1 Portion)
4 Mandarinen, geschält
1 Zitronengrasstiel, geschnitten
½ rote Chilischote, entkernt
5 frische Minzblätter

Wie wird's gemacht?
Alle Zutaten durch einen Entsafter geben. In ein Glas geben und sofort servieren.

Bananen – Papaya - Smoothie

Zutaten

1	Papaya
1	Banane
$^1/_2$	Zitrone
360 ml	Orangensaft
	Ingwer, geriebenen

Arbeitszeit: ca. 16 Min.
Zubereitungszeit: ca. 11 Min.
Schwierigkeitsgrad: normal
Kalorien p. P.: keine Angabe

Zubereitung
Papaya und Banane abschälen, kleinschneiden. Mit Orangensaft und der Hälfte des Zitronensaftes pürieren.

In ein Glas einfüllen, den übrigen Zitronensaft und Ingwer hinzugeben. Mit Obst den Glasrand dekorieren.

Der Algensmoothie

Dauer: 7 Minuten

Zutaten:
- 4 Brokkoli-Röschen
- 1 Handvoll Spinat
- 1 Apfel
- 1 Orange
- 200 ml Wasser
- Chlorella Presslinge

Zubereitung:

Wascht den Brokkoli, den Spinat und das Obst gründlich ab. Schneidet alles in kleine Stückchen und mixt alles durch. Gebt anschließend 10 Chlorella Presslinge oder 2 Teelöffel Chlorella Pulver hinzu und püriert alles durch. Gebt das Wasser stückchenweise hinzu, bis die gewünschte Konsistenz erreicht ist.

Wirkung:

Der Brokkoli wirkt stark entgiftend. Doch das Hauptaugenmerk dient hier den Chlorella Presslingen. Die Chlorella ist eine Mikroalge, die oft unterschätzt wird. Durch seinen hohen Chlorophyll-Gehalt wird unser Blut mit den wichtigsten Nährstoffen versorgt und geschützt. Ein weiterer Vorteil dieser Alge ist, dass sie Schwermetalle bindet und sie durch unseren Darmtrakt ausscheidet.

Mit regelmäßiger Einnahme steigt auch zunehmend ein gutes Körpergefühl. Achtet hierbei insbesondere darauf, dass der Hersteller ein geeignetes Zertifikat besitzt. So ist die Qualität sicher gewährleistet.

Diese Algen findest Du in fast jedem Bio-Laden oder im Internet. Oder schau hier:

Spinat - Früchte - Smoothie

Zutaten für 1 Portion:

1 Apfel, süß, grob gewürfelt
1 Pfirsich, entsteint, grob gewürfelt
1 Tasse Babyspinat, geputzt
ca. 75 ml Wasser

Zubereitung:

Alle Zutaten in den Mixer geben und pürieren.

Paleo Smoothie

Zutaten für 1 Person (152 kcal)

- 1 Cup gekochter abgekühlter Kräutertee
- 1/2 Cup zerstoßenes Eis
- 1 Cup Gemischte gefrorene Beeren
- 1 EL Nussbutter
- 1 Messlöffel Protein Pulver

Alle aufgelisteten Zutaten in den Mixer oder Smoothie Maker geben und zu einem cremigen Saft mixen. Nachdem mixen, wenn möglich sofort genießen.

Würziger Herbst

Zutaten für 1 Person (100 kcal)

- 3 Tomaten
- ½ Salatgurke
- 2 Handvoll Spinat oder 1 gute Handvoll Vogelmiere
- 1 Prise Pfeffer
- 1 Prise Salz
- Wasser nach Bedarf

Alle aufgelisteten Zutaten in den Mixer oder Smoothie Maker geben und zu einem cremigen Saft mixen. Nachdem mixen, wenn möglich sofort genießen.

Grüner Vanille Limetten Smoothie

Zutaten
1/2 Becher Vanille Joghurt
Ein Becher Spinatblätter
2 Teelöffel Honig
1/2 Banane, gefroren
2 Esslöffel frischer Limettensaft
1/2 Teelöffel Vanilleextrakt
1/2-1 Becher Eis (optional)

Zubereitung
Alle Zutaten in einen Mixer bis zur gewünschten Konsistenz zusammenmixen. Nun das Eis hinzufügen und noch einmal Mixen. In einem Glass mit Strohhalm servieren. Bon Appetit!

Kiwi-Melone Smoothie

Für zwei Portionen
1 Apfel
1 Kiwi
halbe Honigmelone
ggf. ein wenig Wasser zum Verdünnen

Zubereitung:
Die Äpfel und die Kiwi sowie das Fruchtfleisch der Melone in kleine Stückchen schneiden, damit sie vom Mixer gut erfasst werden.
Für eine größere Erfrischung eignen sich gut Eiswürfel.

Power Shake

Ergibt 2 Portionen
Pro Portion: ca. 125 Kalorien
Zubereitungszeit: ca. 7 Minuten

Zutaten:
½ Avocado
1 Mandarine
1 Apfel
1 kleines Stück Ingwer
1 Prise Zimt
1 Prise Safran
Etwas Honig nach Belieben
125 ml Möhrensaft
1 kleine Möhre

Zubereitung:

1. Schälen Sie Avocado und Mandarine. Waschen Sie Apfel, Ingwer und Möhre. Schneiden Sie alles grob in Stücke.
2. Geben Sie alle Zutaten in den Mixer.
3. Zerkleinern Sie alles 30 Sekunden auf niedriger Stufe, dann 1 Minute auf höchster Stufe.
4. Nach Belieben können Sie nun weitere Flüssigkeit angießen, bis die gewünscht Konsistenz erreicht ist.

Und das macht diesen Smoothie so gesund:
- Schützt Nerven- und Gehirnzellen und hilft ihnen
dabei, sich zu regenerieren
- Sorgt für gute Laune
- Wirkt mild anregend

Melonen Erdbeeren Smoothie

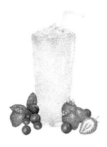

Zubereitungszeit	10 Minuten
Geeignet für	4 Portionen

Zutaten:
- 1 Honigmelone
- 200 g Erdbeeren
- 400 ml Orangensaft
- 100 ml Wasser
- 1 Msp. Kardamom

Zubereitung:
1. **Fruchtfleisch der Honigmelone heraustrennen und das Grün der Erdbeeren entfernen.**

2. Anschließend mit den restlichen Zutaten cremig pürieren.

Grapefruit-, Basilikum- und Erdbeercrush

Drei frische Lebensmittel mit sehr unterschiedlichen Geschmacksrichtungen – sauer, herb und süß – verschmelzen aufgrund ihrer gemeinsamen aromatischen Qualität überraschend gut.

Zutaten (1 Portion)
2 Grapefruits, geschält
60g Erdbeeren, entstielt
6 frische Basilikumblätter

Wie wird's gemacht?
Die Grapefruit und die Erdbeeren durch einen Entsafter geben. In einen Mixer mit dem Basilikum geben und 30 Sekunden lang mischen. In ein Glas geben und sofort servieren.

Pfirsich – Smoothie

Zutaten

2 kl. Dosen	**Pfirsiche, und ca. die Hälfte vom Saft**
210 g	**Naturjoghurt**
60 g	Sahne
	Honig

Minze, zum Dekorieren

Arbeitszeit: ca. 11 Min.
Zubereitungszeit: ca. 6 Min.
Schwierigkeitsgrad: simpel
Kalorien p. P.: keine Angabe

Zubereitung
Alle Zutaten pürieren, in Gläser eingießen, mit der Minze dekorieren, zwei Stunden kaltstellen.

Apfel-Zimt-Smoothie

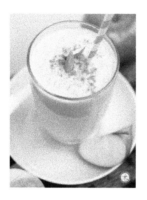

Zutaten:

- 2 Äpfel
- 1 TL Zimt
- 2-3 EL Mandeln
- 200 ml Mandelmilch

Gojibeeren Feldsalat Smoothie

Zutaten für 1 Person (222 kcal)

- 100 ml Wasser
- 1 Banane (geschält)
- 100 g Erdbeeren
- 2 Handvoll Gojibeeren
- 1 Handvoll Feldsalat

Alle aufgelisteten Zutaten in den Mixer oder Smoothie Maker geben und zu einem cremigen Saft mixen. Nachdem mixen, wenn möglich sofort genießen.

Cashew Herbst Smoothie

Zutaten für 1 Person (455 kcal)

- 75 ml frisch gepresster Orangensaft
- 50 g Leinsamen
- 30 g eingeweichte Cashewkerne
- 30 g Brombeeren (es gehen auch Heidelbeeren)
- 1 Spritzer frische Zitrone

Alle aufgelisteten Zutaten in den Mixer oder Smoothie Maker geben und dann zu einem cremigen Saft mixen. Nach dem Mixen sofort genießen.

Grüner Pfirsich-Wassermelone Smoothie mit Erdbeeren und Eskariol

Zutaten
Ein Pfirsich
2 Becher Warzenmelone
Ein kleiner Kopf Eskariol Salat
Ein Becher ganze Erdbeeren
250ml gefiltertes Wasser.

Zubereitung
Beginnend mit der Flüssigkeit, alle Zutaten im Mixer auf hoher Geschwindigkeit für 30 Sekunden mixen.

Sommersmoothie

ca. 65 Kalorien, Zubereitungszeit: ca. 5 Minuten

Der Effekt:
- Entwässert und entgiftet
- Aktiviert das Immunsystem
- Sorgt für schöne Haut
- Sättigt lange und nachhaltig
- Bekämpft freie Radikale

Zutaten:
200 g Wassermelone
2 Aprikosen
½ Zucchini
½ Gurke
2 Teelöffel Acai-Pulver
4 Esslöffel Acerola-Saft
Etwas Wasser
Einige Eiswürfel nach Belieben

Zubereitung:
1. Waschen Sie Obst und Gemüse und schneiden Sie es grob in Stücke.
2. Geben Sie die festen Zutaten in den Mixer.
3. Fügen Sie etwas Flüssigkeit hinzu und mixen Sie alles.
4. Nach und nach können Sie nun so viel Flüssigkeit angießen, bis die gewünscht Konsistenz erreicht ist.
5. Nach Belieben Eiswürfel hinzugeben.

Was ist das Besondere an diesem Smoothie?
- Die Gurke ist sehr kalorienarm, aber reich an Zink. Das wiederum schützt effektiv vor Heißhunger und sorgt für gesunde Zellen.
- Zucchini enthalten viel entwässerndes Kalium und sättigende Ballaststoffe.
- Die Acerola Kirsche hat einen enormen Vitamin-C-Gehalt. Vitamin C ist wichtig für das Immunsystem, zur Regeneration nach Sport und in Stressphasen und es kann sogar beim Abnehmen helfen.
- Die Acai-Beeren enthalten Antioxidantien, die Krebs

vorbeugen, gegen Arthritis, einen zu hohen Cholesterinspiegel, erektile Dysfunktionen und Stimmungsschwankungen helfen können. Die Beere wirkt entgiftend, verbessert die Hautbeschaffenheit und Konzentration.

- Melonen sind extrem kalorienarm, aber reich an wertvollen Antioxidantien, allen voran Beta Carotin, das Augen und Haut schützt. Zudem entwässern sie und ihre Ballaststoffe machen lange satt.

- Aprikosen enthalten Beta Carotin, einen hervorragenden Radikalefänger, der die Aktivität der Immunzellen aktiviert. Beta Carotin verbessert zudem die Hautbeschaffenheit. Viel Calcium in den Früchten hilft beim Abnehmen.

Kiwi Bananen Smoothie

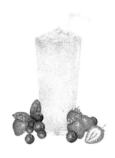

Zubereitungszeit	5 Minuten
Geeignet für	2 Portionen

Zutaten:
- 4 Kiwis
- 1 Banane
- 2 Orangen
- 1 EL Agavendicksaft
- 1 Msp. Kurkuma

Zubereitung:
1. **Die Orangen auspressen.**

2. **Kiwi und Banane schälen und mit dem Orangensaft und den übrigen Zutaten im Mixer pürieren.**

Power Smoothie

Spirulina ist ein wahres Superfood. Vollgepackt mit Antioxidantien und mit Vitaminen angereichert, hat es echte gesundheitliche Vorteile. Da es nicht jedermanns Geschmack ist, habe ich es zu einem köstlichen Smoothie hinzugefügt, um es trinkbarer zu machen.

Zutaten (1 Portion)
1 Banane, geschält und geviertelt
120g gemischte Beeren, dazu 2 zum Garnieren
240g fettarmer Joghurt, dazu 1 Teelöffel zum Garnieren
60ml Orangensaft
1 Esslöffel Spirulina-Pulver

Wie wird's gemacht?
Alle Zutaten in einen Mixer geben und 1 Minute lang mischen. In ein Glas geben und sofort servieren. In einem zusätzlichen Teelöffel Joghurt verrühren und zwei weitere Beeren in das Glas geben, um sie zu garnieren.

Grüner - Spinat - Pina Colada - Smoothie

Zutaten

1,5	Bananen
1 Scheibe	Ananas
1,5 Handvoll	**Spinat, junger**
1,5 TL	**Blüten - Pollen zum Bestreuen**
3/4 Glas	Wasser

Arbeitszeit: ca. 6 Min.
Zubereitungszeit: ca. 6 Min.
Schwierigkeitsgrad: simpel
Kalorien p. P.: keine Angabe

Zubereitung
Banane abschälen, mit der geschälten Ananas in Stücken und dem Jungspinat und mit Wasser pürieren.

In ein Glas eingießen und mit Blütenpollen dekorieren.

Leckerer Frucht-mix

Zutaten für 1 Person (170 kcal)

- 1 Apfel (entkernt)
- 1 Birne (entkernt)
- 2 Zwetschge (entsteint)
- 2 Handvoll Portulak oder 1 Handvoll Brombeerblätter
- 1 kleines Stück Ingwer (ca. 2 cm)
- Wasser nach Bedarf

Alle aufgelisteten Zutaten in den Mixer oder Smoothie Maker geben und zu einem cremigen Saft mixen. Nachdem mixen, wenn möglich sofort genießen.

KiBa Smoothie

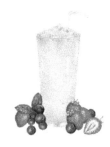

Zubereitungszeit	5 Minuten
Geeignet für	2 Portionen

Zutaten:
- 150 g Kirschen, entsteint
- 1 Banane
- 225 g Joghurt
- 50 ml Milch
- 1 EL Agavendicksaft
- 1 Prise Zimt

Zubereitung:
1. **Banane schälen und mit allen anderen Zutaten mit dem Pürierstab oder im Mixer pürieren.**

Orangen-, Mango- und Limettensaft

Wenn du noch nie frisch gepressten Mangosaft probiert hast, wirst du mit diesem Saft eine echte Freude haben. Er gehört zu meinen Favoriten.

Zutaten (1 Portion)
3 Orangen, geschält
1 große Mango, geschält, entsteint und in Stücke geschnitten.
Saft aus ½ Limette

Wie wird's gemacht?
Die Orangen und die Mango in einen Entsafter geben. In ein Glas gießen und mit Limettensaft auffüllen. Sofort servieren.

Erdbeer-Rhabarber-Smoothie

Zutaten

2 Stangen	Rhabarber
1	Banane
210 g	Erdbeeren
1 EL	Haferflocken
1 EL	**gemahlene Nüsse**

Arbeitszeit: ca. 18 Min.
Zubereitungszeit: ca. 16 Min.
Schwierigkeitsgrad: simpel
Kalorien p. P.: keine Angabe

Zubereitung
Den Rhabarber gut waschen, putzen und in gleich
große Stücke schneiden.
Die Banane schälen und in Stücke zerteilen.
Die Erdbeeren waschen und putzen und klein
schneiden.

Alle Zutaten in den Mixer geben und nur kurz
zerkleinern, anschließend
1 Minute auf höchster Stufe pürieren.

Cashew Herbst Smoothie

Zutaten für 1 Person (455 kcal)

- 75 ml frisch gepresster Orangensaft
- 50 g Leinsamen
- 30 g eingeweichte Cashewkerne
- 30 g Brombeeren (es gehen auch Heidelbeeren)
- 1 Spritzer frische Zitrone

Alle aufgelisteten Zutaten in den Mixer oder Smoothie Maker geben und zu einem cremigen Saft mixen. Nachdem mixen, wenn möglich sofort genießen.

Kiwi Postelein Smoothie

Zutaten für 1 Person (206 kcal)

- 100 ml Wasser
- 1 Banane (geschält)
- 1 Apfel
- 1 Kiwi
- 1/2 Bund Minze
- 1 handvoll Postelein

Alle aufgelisteten Zutaten in den Mixer oder Smoothie Maker geben und zu einem cremigen Saft mixen. Nach dem Mixen wenn möglich sofort genießen.

Süßer Spinat Smoothie

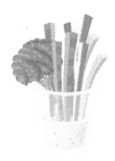

Zubereitungszeit	5 Minuten
Geeignet für	2 Portionen

Zutaten:
- 125 g Blattspinat
- 1 Banane
- 1 Apfel
- ½ TL Zimt
- 1 Prise Kurkuma
- 300 ml Wasser
- 2 EL Zitronensaft

Zubereitung:
1. **Spinat waschen und Stängel entfernen.**

2. **Banane und Apfel schälen, klein schneiden und mit den restlichen Zutaten pürieren.**

Erdnussbutter und Marmeladen-Smoothie

Dieser vollamerikanische Sandwich-Favorit überträgt sich wunderbar auf einen süßen Smoothie, den Kinder als besonderen Mittagsgenuss lieben werden.
Zutaten (1 Portion)
1 Banane, geschält und geviertelt
1 Esslöffel Erdbeermarmelade
1 Esslöffel glatte Erdnussbutter
120g einfacher fettarmer Joghurt
60ml Milch

Wie wird's gemacht?
Alle Zutaten in einen Mixer geben und zerkleinern. In ein Glas geben und sofort servieren.

Avocado-Ananas-Smoothie mit Petersilie

Zutaten

1	Avocado
3/4	Ananas
1,5 Bund	Petersilie
1,5	**Zitrone, Saft**
260 ml	Wasser

Arbeitszeit: ca.	11	Min.
Zubereitungszeit: ca.	6	Min.
Schwierigkeitsgrad: simpel		
Kalorien p.	P.: keine	Angabe

Zubereitung
Avocado abschälen, den Kern entfernen. Ananas abschälen, in Stücke zerschneiden. Zutaten pürieren.

Wärme macher

Zutaten für 1 Person (117 kcal)

- 1 Apfel (entkernt)
- 1 Birne (entkernt)
- 1 Handvoll Grünkohl
- 1 Prise Chilipulver
- Wasser nach bedarf

Alle aufgelisteten Zutaten in den Mixer oder Smoothie Maker geben und zu einem cremigen Saft mixen. Nachdem mixen, wenn möglich sofort genießen.

Karotten Trauben Smoothie

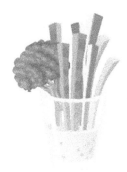

Zubereitungszeit	10 Minuten
Geeignet für	2 Portionen

Zutaten:

- 6 Karotten
- 150 g Weintrauben, kernlos
- 0,5 cm Ingwer
- 1 Prise Chili
- 120 ml Wasser

Zubereitung:

1. **Karotten schälen und die Weintrauben waschen.**

2. **Alles im Standmixer fein pürieren.**

Monstersaft

Das gruselige Grün macht diesen Saft perfekt für Halloween - aber Kinder werden ihn zu jeder Jahreszeit lieben.

Zutaten (1 Portion)
1 Kiwi, geschält
240g kernlose grüne Trauben
240g Honigmelone, geschält und zerkleinert
3 grüne Äpfel

Wie wird's gemacht?
Alle Zutaten in einen Entsafter geben. In ein Glas geben und sofort servieren.

Wassermelonen Smoothie

Zutaten

410 g   **Wassermelone**
             Eis

Arbeitszeit: ca.   6   Min.
Zubereitungszeit: ca.   6   Min.
Schwierigkeitsgrad: simpel
Kalorien   p.   P.: keine   Angabe

Zubereitung
Wassermelone in kleine Stücke zerschneiden, pürieren. Eiswürfel in Gläser geben und mit dem Smoothie angießen.

Smoothie aus Kaki, Orange und Tomate

Zutaten

1,5	Kaki
1,5	Orangen, Saft
2 große	Tomaten
1,5	Paprikaschote
1,5 TL	Meerrettich
etwas	Öl
etwas	Minze

Arbeitszeit: ca. 16 Min.
Zubereitungszeit: ca. 6 Min.
Schwierigkeitsgrad: simpel
Kalorien p. P.: keine Angabe

Zubereitung
Kaki, Tomaten und Paprika pürieren, Orangensaft
hinzugeben, Meerrettich darauf setzen, mit
Minzblättern verzieren.

Bratapfel Smoothie

Zutaten für 1 Person (310 kcal)

- 1 Apfel (entkernt)
- 1 Birne (entkernt)
- 5 Rosinen
- 10g Honig
- 20 g Walnüsse
- etwas Zimt
- 100 ml Milch oder Mandelmilch (erwärmt)

Alle aufgelisteten Zutaten in den Mixer oder Smoothie Maker geben und zu einem cremigen Saft mixen. Nachdem mixen, wenn möglich sofort genießen.

Avocado Mango Smoothie

Zutaten für 1 Person (515 kcal)

- 400 ml leicht Milch
- 1 Limette (Saft)
- 1/2 Mango (entsteint)
- 1 Avocado (entsteint)

Alle aufgelisteten Zutaten in den Mixer oder Smoothie Maker geben und zu einem cremigen Saft mixen. Nach dem Mixen wenn möglich sofort genießen.

Kokos Spinat Smoothie

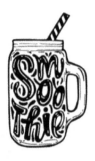

Zubereitungszeit	5 Minuten
Geeignet für	2 Portionen

Zutaten:
- 120 g Blattspinat
- 100 ml Kokosmilch
- 5 Orangen
- ½ TL Muskat
- 1 Prise Cayennepfeffer

Zubereitung:
1. **Blattspinat von den Stängeln befreien und gründlich waschen.**

2. **Orangen schälen und alles miteinander durchmixen.**

Mango- und Kardamom-Lassi

Dieser Lassi hat einen authentischen indischen Geschmack, da er die Lieblingsfrucht des Subkontinents mit einem traditionellen indischen Gewürz kombiniert.

Zutaten (1 Portion)
Samen aus 2 Kardamomhülsen
1 Mango, geschält, entsteint und in Stücke geschnitten
240ml Milch
120g einfacher fettarmer Joghurt
1 Teelöffel Zucker (optional)

Wie wird's gemacht?
Die Kardamomsamen leicht mit einem Mörser und Stößel mahlen. Alle Zutaten in einen Mixer geben und 1 Minute lang mischen. In ein Glas geben und sofort servieren.

Wärme macher

Zutaten   für   1   Person   (117   kcal)

- 1 Apfel (entkernt)
- 1 Birne (entkernt)
- 1 Handvoll Grünkohl
- 1 Prise Chilipulver
- Wasser nach bedarf

Alle aufgelisteten Zutaten in den Mixer oder Smoothie Maker geben und zu einem cremigen Saft mixen. Nach dem Mixen möglichst sofort genießen.

Himbeeren Joghurt Shake

Zubereitungszeit	5 Minuten
Geeignet für	2 Portionen

Zutaten:
- 160 g Himbeeren
- 225 g Joghurt, mild
- 260 ml Mandelmilch
- 1 EL Agavendicksaft
- 1Prise Lebkuchengewürz

Zubereitung:
1. **Himbeeren waschen und im Mixer pürieren.**

2. **Restlichen Zutaten hinzugeben und nochmals durchmixen.**

Himbeer- und Ananasgranita

Diese herrlich fruchtige Kombination ist noch erfrischender, wenn sie durch Eis getrunken wird. Es ist außerdem ein hervorragendes alkoholfreies Partygetränk.

Zutaten (1 Portion)
240g Himbeeren
½ Ananas, geschält und entkernt
480g Eiswürfel

Wie wird's gemacht?

Das Obst in einen Entsafter geben und dann in einen Mixer mit den Eiswürfeln geben. Mische das Ganze, bis alles kombiniert ist. In ein Glas geben und sofort servieren.

Hafer Beeren Traum

Zutaten   für   1   Person   (301   kcal)

- 200 g Beeren mix
- 2 EL Haferflocken
- 20g Honig
- etwas Vanille
- 100 ml Hafermilch (erwärmt)

Alle Zutaten in den Mixer oder Smoothie Maker geben und zu einem cremigen Saft mixen. Nach dem Mixen wenn   möglich   sofort   genießen.

Erdbeer-Trifle Smoothie

Dieser einst verleumdete britische Pudding wurde in letzter Zeit in vielen Küchen aufgewertet und überarbeitet. Er ist besonders lecker als Smoothie.

Zutaten (1 Portion)
240g Erdbeeren, entstielt
240ml Vanilleeiscreme
120g fertige Puddingcreme
1 Löffelbiskuit, zerbröckelt
Zuckerstreusel zum Servieren

Wie wird's gemacht?
Die Erdbeeren, das Eis und den Pudding in einen Mixer geben und 1 Minute lang mischen. In ein Glas gießen und das zerbröckelte Löffelbiskuit durch die Mischung rühren. Mit den darauf gestreuten Zuckerstreuseln servieren.